Ariel Roger
Michael Botta

Corona, kim ty jesteś?

Ariel Roger
Michael Botta

Corona, kim ty jesteś?

Wszystko o pandemii COVID-19

Wydawnictwo Bezkresy Wiedzy

Imprint

Cover image: www.ingimage.com

This book is a translation from the original published under ISBN 978-613-9-56100-1.

Publisher:
Wydawnictwo Bezkresy Wiedzy
is a trademark of
Dodo Books Indian Ocean Ltd. and OmniScriptum S.R.L publishing group

120 High Road, East Finchley, London, N2 9ED, United Kingdom
Str. Armeneasca 28/1, office 1, Chisinau MD-2012, Republic of Moldova, Europe
Managing Directors: Ieva Konstantinova, Victoria Ursu
info@omniscriptum.com

Printed at: see last page
ISBN: 978-620-0-81186-8

CORONAVIRUS

Rozprzestrzenianie się i kontrola pandemii koronaawirusa

Pytania i odpowiedzi

Spis treści

Wprowadzenie

Literatura dotycząca historii zdrowia publicznego pokazuje, że wśród największych plag, które mogą dotknąć ludzkość, są globalne pandemie.

W kontekście globalizacji i zwiększonego ryzyka rozprzestrzeniania się pojawiających się i powracających chorób ...definicja planu kryzysowego stała się przedmiotem wspólnej troski, w której centrum uwagi znajdują się eksperci. Dlatego też, gdy tylko pojawi się nowe zjawisko epidemii, wzywa się ekspertów w dziedzinie zdrowia publicznego, aby z jednej strony napisali o tym zjawisku, a z drugiej strony zaproponowali odpowiednie metody interwencji.

Światowa Organizacja Zdrowia jest pierwszą międzynarodową instytucją odpowiedzialną za kwestie zdrowotne, w zależności od Organizacji Narodów Zjednoczonych (ONZ). Została ona utworzona w 1945 r. i ma swoją siedzibę w Genewie. WHO dąży do osiągnięcia jak najwyższego poziomu zdrowia wszystkich ludzi na świecie.

Termin pandemia pochodzi z greckiego prefiksu (PAN), przywołując całość. Dlatego pandemie są chorobami, które zaatakują całą planetę. Pandemia to rozprzestrzenianie się choroby zakaźnej. Prawie wszyscy mieszkańcy mniej lub bardziej rozległego regionu, a nawet całej ludzkości.

W dziedzinie zdrowia publicznego teorie zbieżne odnoszą się do rozprzestrzeniania się chorób, zwłaszcza zakaźnych i zaraźliwych, jako do sposobu ich przenoszenia oraz do ryzyka, z jakim rozprzestrzeniają się w społeczeństwie.

Publikując tę książkę, chcielibyśmy przekazać Państwu kilka informacji, które pomogą Państwu przezwyciężyć tę globalną plagę, aby pozostać bezpiecznymi i chronić się przed ewentualnym skażeniem.

Koronawirus COVID-19

Od stycznia 2020 r. z Chin rozprzestrzenia się epidemia Coronavirus COVID-19 (ex 2019-nCoV). Znajdź na tej platformie wszystkie oficjalne odpowiedzi na pytania, które masz na temat Coronavirus COVID-19 oraz zalecenia dotyczące zdrowia, codziennego życia i podróży.

W obliczu infekcji istnieją proste kroki, które można podjąć, aby chronić swoje zdrowie i zdrowie ludzi wokół siebie:

- Myj ręce bardzo regularnie
- Kaszel lub kichanie do łokcia lub do chusteczki
- Pozdrowienia bez uścisków dłoni, unikanie uścisków.
- Należy używać jednorazowych chusteczek i utylizować je.
- Unikaj zgromadzeń, ograniczaj podróże i kontakt.

Celem jest unikanie gromadzenia się razem, ograniczanie przyjaznych i rodzinnych spotkań, korzystanie z transportu publicznego tylko w celu dotarcia do pracy i tylko wtedy, gdy fizyczna obecność w pracy jest niezbędna.

Co to jest Coronavirus COVID-19?

Koronawirusy to duża rodzina wirusów, które wywołują różne choroby, od przeziębień (niektóre sezonowe wirusy to koronawirusy) po cięższe choroby, takie jak MERS-COV lub SARS.

Wirus zidentyfikowany w styczniu 2020 r. w Chinach jest nowym koronaawirusem. Choroba wywoływana przez ten koronaawirus została nazwana COVID-19 przez Światową Organizację Zdrowia WHO.
Od 11 marca 2020 r. WHO opisuje globalną sytuację COVID-19 jako pandemię; to znaczy, że epidemia ta dotyka obecnie 137 krajów na dużym obszarze.

Jakie są objawy Coronavirus COVID-19?

Głównymi objawami są gorączka lub uczucie gorączki oraz oznaki trudności w oddychaniu, takie jak kaszel lub duszność.

Czy jest jakaś szczepionka?

W tej chwili nie ma żadnej szczepionki przeciwko koronaawirusowi COVID-19. W światowych laboratoriach, we współpracy z WHO, ocenia się kilka metod leczenia koronaawirusa COVID-19. W międzyczasie, leczenie jest symptomatyczne.

Przyjmowanie leków przeciwzapalnych może być czynnikiem nasilającym zakażenie.

Prowadzone są liczne europejskie i międzynarodowe programy badań klinicznych mające na celu poprawę diagnostyki, zrozumienia i leczenia tej choroby. Ponadto, zespoły pracują nad kilkoma drogami leczenia. Zespoły pracują również nad wynalezieniem szczepionki, która mogłaby zostać opracowana w najbliższych miesiącach.

Jak przekazywany jest Coronavirus COVID-19?

Choroba przenoszona jest poprzez rozpylanie (kichanie, kaszel). Uważa się zatem, że do przeniesienia choroby konieczny jest bliski kontakt z chorym: to samo miejsce zamieszkania, bezpośredni kontakt w odległości jednego metra przy kaszleniu, kichaniu lub rozmowie w przypadku braku środków ochronnych. Jednym z preferowanych wektorów przenoszenia wirusa jest kontakt z nieumywającymi się rękami.

Jaki jest okres inkubacji choroby?

Okres inkubacji, okres między zakażeniem a pojawieniem się pierwszych objawów. Okres inkubacji dla koronaawirusa COVID-19 wynosi zazwyczaj 3-5 dni, ale może być przedłużony do 14 dni. W tym okresie uczestnik może być zakaźny: może być nosicielem wirusa przed wystąpieniem objawów lub przy wystąpieniu słabych sygnałów.

Skąd pochodzi koronaawirus COVID-19?

Pierwsze osoby, które zakontraktowały wirus, były na targu w Wuhan w chińskiej prowincji Hubei. Preferowana jest zatem choroba przenoszona przez zwierzęta, ale jej pochodzenie nie zostało potwierdzone.

Czy wirus zmutował?

Nie, ale według najnowszych danych naukowych, istnieją dwa krążące szczepy wirusa (L i S).

Szczep S byłby starszy od szczepu L. Na tym etapie nie ma nic, co potwierdzałoby, czy mutacja wystąpiła u ludzi czy u żywicieli pośrednich (zwierząt).

Szczep L byłby najcięższym i najczęstszym szczepem krążacym (70% próbek badanych w badaniu), natomiast szczep S byłby mniej agresywny i rzadszy (30% próbek).

Dzięki środkom wykrywania i kontroli koronaawirusa, krążenie cięższego, a tym samym łatwiejszego do wykrycia, szczepu L ma tendencję do zmniejszania się.

Czy można dostać tę chorobę z wody?

Do tej pory nie było żadnych doniesień o zanieczyszczeniu wody. Choroba ma charakter oddechowy i prawdopodobnie jest przenoszona ze zwierząt na ludzi, ale jej źródło nie zostało jeszcze zidentyfikowane.

Czy istnieją jakieś zagrożenia związane ze zwierzętami domowymi (zwierzęta gospodarskie i domowe)?

Nie ma dowodów na to, że zwierzęta domowe odgrywają rolę w rozprzestrzenianiu się COVID-19, koronaawirusa wywołującego COVID-19 (źródła WHO).

Czy istnieją jakieś zagrożenia związane z żywnością?

Na podstawie dostępnych informacji, przejście koronaawirusa COVID-19 z ludzi na inne gatunki zwierząt wydaje się obecnie mało prawdopodobne, a ewentualne skażenie żywności pochodzenia zwierzęcego przez zwierzę zakażone COVID-19 jest wykluczone. Surowa lub niedogotowana żywność nie stwarza żadnego szczególnego ryzyka przeniesienia zakażenia, pod warunkiem że przy obchodzeniu się z żywnością i jej przygotowywaniu przestrzega się zwykłych dobrych praktyk higienicznych.

Czy pojawi się druga fala wirusa, która dotknie młodszych ludzi?

Środki zapowiedziane przez specjalistów mają na celu spowolnienie rozwoju epidemii. W rezultacie szybkość rozprzestrzeniania się wirusa spada, a liczba osób dotkniętych wirusem jest jednocześnie ograniczona. W strategii tej nie zmienia się typ osób dotkniętych wirusem oraz rozkładu prostych przypadków, w szczególności w zależności od wieku lub istnienia kilku chorób. Międzynarodowe badania pokazują, że podczas gdy osoby słabe są najbardziej narażone na rozwój ciężkiej formy infekcji koronaawirusowej, cała populacja może być również dotknięta tą chorobą. Kilka przypadków ciężkiej infekcji koronaawirusowej u pacjentów innych niż osoby starsze lub kruche zostały rzeczywiście stwierdzone w innych krajach.

Jakie są trzy środki zarządzania epidemią COVID-19 Coronavirus w różnych krajach?

Środek 1 przewiduje ograniczenie wprowadzania wirusa na terytorium kraju. Odpowiada to ostrzeżeniu systemu opieki zdrowotnej. Organy służby zdrowia są mobilizowane do izolowania chorych, szybkiego wykrywania i identyfikowania przypadków kontaktowych oraz zarządzania poważnymi przypadkami w autoryzowanych placówkach służby zdrowia.

W przypadku **środka 2**, celem władz publicznych jest ograniczenie rozprzestrzeniania się Korony na terytorium i zapobieżenie lub przynajmniej opóźnienie, tak długo jak to możliwe, przejścia do środka 3.

Środek 3: Wirus krąży szeroko w populacji.

Środek 3 lub etap epidemii odpowiada aktywnemu przepływowi wirusa. Strategia ta opiera się następnie na łagodzeniu skutków epidemii. Organizacja planuje pełną mobilizację szpitalnego systemu opieki zdrowotnej, a także placówek medyczno-socjalnych w celu ochrony słabych grup społecznych, zapewnienia opieki nad pacjentami bez ciężkości w mieście oraz pacjentami z objawami ciężkości w zakładach opieki zdrowotnej. Zbiorowe działania mają silny wpływ.

Środek 4: Koniec epidemii. Powrót do normy

Świat badań jest w pełni zmobilizowany. Prowadzone są liczne europejskie programy i badania kliniczne mające na celu poprawę diagnostyki, zrozumienia i leczenia tej choroby. Ponadto, zespoły pracują nad kilkoma drogami leczenia. Zespoły pracują również nad wynalezieniem szczepionki, która mogłaby zostać opracowana w najbliższych miesiącach.

Dlaczego nie badamy już wszystkich pacjentów z objawami?

Wraz ze wzrostem liczby przypadków, systematyczne śledzenie kontaktów stało się zbędne. Badanie wszystkich pacjentów z objawami nasyciłoby sieć badań przesiewowych, podczas gdy w przypadku poważnych przypadków i zbiorowych struktur osób wrażliwych, badania przesiewowe zawsze pozwalają na podjęcie natychmiastowych działań (np. w celu zapobieżenia rozprzestrzenianiu się wirusa w szpitalu, gdy pacjent jest hospitalizowany). Liczenie przypadków nie opiera się już wyłącznie na przypadkach zdiagnozowanych biologicznie, ale na szacunkach epidemiologicznych, jak to ma miejsce w przypadku grypy co roku (liczba konsultacji, liczba poważnych przypadków lub zgonów...). Zmiany te odzwierciedlają zatem chęć dostosowania reakcji do ewolucji rozprzestrzeniania się koronaawirusa na różnych terytoriach.

Jak idą testy?

W przypadku populacji, których to dotyczy, istnieje kilka możliwości przeprowadzenia badań:

- Dla pacjentów zdiagnozowanych w szpitalu lub z objawami ciężkości, testy te będą wykonywane w szpitalach.

- Dla innych pacjentów, którzy spełniają kryteria badań przesiewowych, możliwe jest wykonanie badań w laboratoriach na terenie miasta, po skontaktowaniu się z lekarzem prowadzącym i otrzymaniu recepty lekarskiej. Próbki będą pobierane w domu. Pod żadnym pozorem nie należy udawać się bezpośrednio do laboratoriów biologicznych, lecz wcześniej do nich zadzwonić, i to tylko w przypadku posiadania recepty lekarskiej, gdyż istnieje duże ryzyko skażenia innych pacjentów, zwłaszcza tych najbardziej wrażliwych.

U niesprawdzonych pacjentów zostanie zdiagnozowany przez lekarza COVID-19 na podstawie objawów klinicznych. Sposoby postępowania medycznego pomiędzy badanymi i nie badanymi pacjentami pozostają takie same.

Instrukcje sanitarne

Dobrze zrobić z Coronavirusem COVID-19.

W obliczu infekcji istnieją proste kroki, które można podjąć, aby chronić swoje zdrowie i zdrowie ludzi wokół siebie:

- Myj ręce bardzo regularnie
- Kaszel lub kichanie do łokcia lub do chusteczki
- Pozdrowienia bez uścisków dłoni, unikanie uścisków.
- Należy używać jednorazowych chusteczek i utylizować je.
- Unikaj zgromadzeń, ograniczaj podróże i kontakty

Mam objawy (kaszel, gorączka), które każą mi myśleć o Covid-19: zostaję w domu, unikam kontaktu, dzwonię do lekarza przed pójściem do jego biura lub dzwonię pod numer całodobowej opieki w mojej okolicy. Mogę też skorzystać z telekonsultacji.

Jeśli objawy nasilą się z trudnościami w oddychaniu i oznakami udławienia, dzwonię na pogotowie.

Kto jest uważany za "zagrożonego"?

Każdy, kto jest narażony na rozwój ciężkiej formy zakażenia CoV-2 jest :

- 70 lat i więcej (choć pacjenci w wieku od 50 do 70 lat powinni być dokładniej monitorowani);
- pacjenci z przewlekłą niewydolnością nerek na dializach, niewydolnością serca
- pacjenci z marskością wątroby co najmniej w stadium B
- Pacjenci z wywiadem kardiologicznym: wysokie ciśnienie krwi, udar mózgu lub choroba wieńcowa, operacja serca;
- cukrzycy insulinozależni lub chorzy na cukrzycę z powikłaniami wtórnymi do ich stanu zdrowia
- przewlekła niewydolność oddechowa w czasie terapii tlenowej lub astmy lub mukowiscydozy, lub jakakolwiek przewlekła patologia oddechowa, która może się zrekompensować w przypadku infekcji wirusowej;
- ludzi z immunosupresją:
- leki: chemioterapia onkologiczna, chemioterapia immunosupresyjna, bioterapia i/lub terapia kortykosteroidami w dawce immunosupresyjnej,
- zakażenie HIV
- po przeszczepie organu stałego lub krwiotwórczych komórek macierzystych,

- ze złośliwą hemopatią podczas leczenia,
- z przerzutowym rakiem.
- Kobiety w ciąży, począwszy od 3. trymestru
- Ludzie z chorobliwą otyłością
- Podobnie jak w przypadku wielu chorób zakaźnych, osoby z chorobami przewlekłymi (nadciśnienie tętnicze, cukrzyca), osoby starsze (powyżej 70 roku życia), z obniżoną odpornością lub słabe są bardziej zagrożone. W cięższych przypadkach, choroba może prowadzić do śmierci.

Jak należy postępować z Coronavirusem?

Jeśli nie mam żadnych **objawów** i nie **miałam bliskiego kontaktu z przypadkiem COVID-19, po** prostu stosuję gesty barierowe (bardzo regularnie myję ręce, kaszlę i kicham do łokcia, używam jednorazowych chusteczek, macham bez potrząsania rękami i unikam przytulania).

Jeśli nie mam **żadnych objawów**, ale miałem **bliski kontakt lub mieszkam z kimś, kto jest chory na VIDOC19** : Izoluję się w domu, ściśle ograniczam wychodzenie z domu z wyjątkiem posiłków, stosuję gesty barierowe (bardzo regularnie myję ręce, kaszlę i kicham do łokcia, używam jednorazowych chusteczek, kłaniam się bez potrząsania rękami i unikam przytulania), dwa razy dziennie mierzę temperaturę i samokontroluję objawy choroby, **decyduję się na telepracę.**

Jeśli jestem **pracownikiem służby zdrowia bez objawów**, ale miałem **kontakt z kimś, kto jest chory na VIDOC-19 przy braku odpowiednich środków ochronnych** : Czuwam nad sobą, przyjmując temperaturę dwa razy dziennie, stosuję gesty barierowe (bardzo regularnie myję ręce, kaszlę i kicham do łokcia, używam jednorazowych chusteczek, faluję bez potrząsania rękami i unikam przytulania), noszę maskę w pracy i z pacjentami, kontaktuję się z lekarzem i systematycznie badam siebie w razie pojawienia się objawów.

Jeśli mam objawy sugerujące COVID 19 (kaszel, gorączka, trudności w oddychaniu): Wzywam lekarza lub lekarza przez telekonsultację, wzywam 15-tego tylko w przypadku trudności w oddychaniu lub jeśli byłem chory, izoluję się ściśle w domu. Testuję się tylko wtedy, gdy jestem osobą kruchą lub zagrożoną, gdy wykazuję oznaki powagi, gdy jestem już w szpitalu, gdy jestem pracownikiem służby zdrowia, gdy jestem osobą kruchą w zbiorowej strukturze (EPHAD, upośledzenie). Jeśli nie należę do żadnej z tych kategorii, lekarz postawi diagnozę na podstawie objawów klinicznych. Możliwe są badania ambulatoryjne.

Jeśli wynik badania jest pozytywny lub mam diagnozę kliniczną: zostaję wyłącznie w domu, jeśli jestem umówiony na wizytę lekarską, noszę maskę, aby się tam dostać. W przypadku trudności z oddychaniem, dzwonię pod numer 15. Przepisano mi wstępną przerwę w pracy od 7 do 14 dni, między 6 a 8 dniem mam opinię lekarską, na odległość, aby monitorować moje objawy. W zależności od mojego stanu, odnawiam ten przystanek na kolejne 7 dni. Moja izolacja zostanie zniesiona 48 godzin po całkowitym ustąpieniu moich objawów.

Jeśli wynik jest negatywny, moja izolacja domowa zostaje zniesiona, stosuję gesty barierowe (bardzo regularnie myję ręce, kaszlę i kicham do łokcia, używam jednorazowych chusteczek, salutuję bez potrząsania rękami i unikam przytulania).

Jeśli jestem **pracownikiem służby zdrowia i mam objawy sugerujące VIDOC-19** (kaszel, gorączka, trudności w oddychaniu): Skontaktuję się telekonsultacją z lekarzem, lekarzem w mojej placówce lub z lekarzem. Wzywam tylko 15-tego, jeśli mam problemy z oddychaniem. Izoluję się ściśle w domu i poddaję się systematycznym badaniom (możliwe są badania ambulatoryjne).

Jeśli mój test jest pozytywny: zostaję wyłącznie w domu, jeśli jestem umówiony na wizytę u lekarza, noszę maskę, aby tam pojechać. W przypadku trudności z oddychaniem, dzwonię pod numer 15. Zapisano mi wstępną przerwę w pracy od 7 do 14 dni, między 6 a 8 dniem konsultuję się z lekarzem w celu monitorowania moich objawów zgodnie z moim stanem odnawiam tę przerwę na kolejne 7 dni. Moja izolacja zostanie zniesiona 48 godzin po całkowitym ustąpieniu objawów.

Jeśli wynik jest negatywny, moja izolacja w domu zostaje zniesiona, stosuję gesty barierowe (bardzo regularnie myję ręce, kaszlę i kicham do łokcia, używam jednorazowych chusteczek, salutuję bez potrząsania rękami i unikam przytulania).

Czy muszę nosić maskę?

Noszenie maski chirurgicznej nie jest zalecane bez objawów. Maska nie jest właściwą odpowiedzią dla ogółu społeczeństwa, ponieważ nie może być noszona na stałe i przede wszystkim nie ma wskazań bez bliskiego i długotrwałego kontaktu z pacjentem.

Podobnie jak w przypadku sezonowego epizodu grypy, to właśnie "gesty barierowe" są skuteczne.

W obliczu koronaawirusa istnieją proste kroki, które możesz podjąć, aby chronić swoje zdrowie i zdrowie ludzi wokół siebie:

- Umyj ręce bardzo regularnie.
- Kaszleć lub kichać do łokcia lub do chusteczki.
- Salutuj bez uścisków dłoni, unikaj uścisków.
- Należy używać jednorazowych chusteczek i wyrzucać je.
- Unikaj zgromadzeń, ograniczaj podróże i kontakty

Jakie środki zdrowotne są podejmowane w celu uniknięcia kontaktu?

Zamknięcie wszystkich miejsc odbioru publicznego

- Zamknięcie wszystkich miejsc publicznych (barów, restauracji, dyskotek) z wyjątkiem tych, które są niezbędne do życia w kraju, w tym rynków, aptek, sklepów spożywczych, banków, sklepów tytoniowych, stacji benzynowych od dnia 14 marca 2020 r. i do odwołania.
- Zamykanie żłobków, szkół, uczelni wyższych, szkół średnich i uniwersytetów na okres co najmniej 15 dni i tak długo, jak to konieczne, od poniedziałku 16 marca 2020 r. oraz ustanowienie usług opieki dziennej dla

pracowników, którzy są niezbędni do zarządzania kryzysem zdrowotnym.

- Ograniczenia w przemieszczaniu się, zgromadzeniach, z wyjątkiem tych niezbędnych do życia społecznego i demokratycznego.
- Ograniczyć podróże środkami transportu publicznego i w miarę możliwości unikać podróży międzymiastowych.
- Silna zachęta do korzystania z telepracy: od poniedziałku 16 marca wprowadzony zostanie plan masowego korzystania z telepracy.

Ochrona osób delikatnych

Wizyty u osób słabych i starszych w domu, jak również w instytucjach opieki społecznej są zawieszone. Nieletni i osoby chore nie mają już dostępu do tych instytucji, w tym do oddziałów położniczych. Z drugiej strony, opieka domowa i usługi pomocnicze nadal interweniują z najbardziej wrażliwymi w razie potrzeby; niemniej jednak muszą wykonywać gesty barierowe z niezwykłą ostrożnością.

Sprawozdanie z podróży

Jakie są instrukcje, jeśli jadę na wycieczkę? Preferowane jest odkładanie podróży międzynarodowych (w tym rejsy wycieczkowe), w miarę możliwości z uwzględnieniem rozwoju epidemii Coronavirus Covid-19 i środków restrykcyjnych podjętych przez niektóre kraje (zakaz wjazdu na terytorium, obowiązkowa izolacja, środki wykrywania objawów...), w odniesieniu do podróżnych z Francji, ze względu na rozwój epidemii w naszym kraju.

Jako środek zapobiegawczy konieczne jest, aby osoby z objawami potencjalnie związanymi z koronaawirusem Covid-19 unikały wyjazdów za granicę. Jeśli objawy pojawią się za granicą, należy postępować zgodnie z zaleceniami władz lokalnych i w razie potrzeby skontaktować się z przedstawicielstwem dyplomatycznym swojego kraju. Aby nie rozprzestrzeniać epidemii i w oczekiwaniu na instrukcje od władz lokalnych, osoby z objawami powinny jak najbardziej ograniczyć swoje kontakty.

Ponadto w przypadku podróży do obszarów, na których wirus znajduje się w aktywnym obiegu, należy odnieść się do konkretnych zaleceń zawartych w sprawozdaniu z podróży danego kraju.

Ponieważ coraz więcej krajów podejmuje środki mające na celu przerwanie połączeń lotniczych, często w bardzo krótkim czasie, wskazane jest, aby osoby, które obecnie podróżują za granicę i które są w stanie to zrobić, podjęły wszelkie niezbędne środki w celu jak najszybszego powrotu do kraju drogą lotniczą.

Co to za obszar ryzyka?

Kraj lub region jest uważany za obszar ryzyka, gdy przekroczył próg epidemii, tzn. aktywnie krąży koronaawirus COVID-19. Lista ta jest regularnie aktualizowana w miarę rozwoju sytuacji.

Jakie środki zostały wprowadzone w miejscach tranzytu (dworce, lotniska, porty)?

System informacji pasażerskiej został stworzony we wszystkich punktach kontaktowych dla pasażerów. System ten przypomina podróżnym o instrukcjach zdrowotnych dotyczących ochrony przed wirusem oraz o właściwych odruchach, które należy przyjąć w przypadku zakażenia.

Szkoła moich dzieci jest zamknięta, jak mogę to zrobić? W związku z zamykaniem szkół na obszarach, gdzie wirus jest w aktywnym obiegu, jeśli jesteś rodzicem dziecka poniżej 16 roku życia, możesz korzystać z płatnego zwolnienia lekarskiego (w zależności od kraju).

Jaka jest procedura korzystania z tego wyroku?

Procedura jest następująca:

- Skontaktuj się z pracodawcą i oceń z nim telepracę, która mogłaby zostać wdrożona;
- Pracodawcy są proszeni o jak najdalej idące utrzymanie wynagrodzeń swoich pracowników, w którym to przypadku wypłacają oni wynagrodzenie do wysokości dodatku, nie czekając na wypłatę dziennych diet przez ubezpieczenie zdrowotne;
- Jeśli jesteś osobą prowadzącą działalność gospodarczą na własny rachunek (osobą prowadzącą działalność gospodarczą lub rolnikiem), deklarujesz swój przystanek bezpośrednio na specjalnej stronie internetowej.

Mogę iść do lekarza?

Osoby, u których występują objawy Coronavirusa, proszone

są o nie odwiedzanie miejscowego gabinetu lekarskiego. W przypadku łagodnych objawów (gorączka i kaszel), należy najpierw zadzwonić do lekarza lub zdecydować się na telekonsultację. Jeśli objawy nasilą się po kilku dniach, należy wezwać odpowiedni oddział.

Mogę iść do kina albo na mecz, iść na basen?

Kina są zamknięte, a wszystkie imprezy kulturalne i sportowe zostały odwołane, a zgromadzenia publiczne ponad 100 osób zostały zakazane. Muzea, teatry, opery i baseny są również nieczynne. Hale sportowe również są zamknięte.

Mogę jechać na wakacje?

Transport długodystansowy zostanie drastycznie ograniczony: ruch kolejowy zostanie wkrótce zmniejszony o połowę - dla TGV i Intercités - począwszy od wtorku, i tylko kilka lotów międzynarodowych do Stanów Zjednoczonych, Afryki, za oceanem i kilka lotów krajowych. SNCF dostosuje swoją ofertę, aby umożliwić Francuzom powrót z wakacji i opuszczenie ośrodków narciarskich - które są zamykane - lub Maroka, gdzie 12.000 turystów jest stopniowo repatriowanych. Wskazane jest zachowanie ostrożności w odniesieniu do obcych miejsc przeznaczenia, ponieważ państwa mogą podjąć decyzję o ograniczeniu wjazdu na terytorium lub o ustanowieniu dwutygodniowego terminu: informacje można znaleźć na stronie internetowej Ministerstwa Europy i Spraw Zagranicznych.

Mogę iść do hotelu?

Hotele mogą nadal przyjmować swoich gości, ale ich restauracje i bary muszą mieć zamknięte drzwi. Możliwe jest jednak zjedzenie śniadania lub jakiegokolwiek innego posiłku, ale tylko w swoim pokoju.

Czy mogę skorzystać z transportu, taksówki lub VTC?

Transport publiczny w aglomeracjach miejskich jest utrzymany, 80% paryskich metropolii ma "normalny ruch" dla autobusów i tramwajów, a także pociągów RER A i B. Utrzymany jest transport taksówkowy i VTC.

Mogę iść do pracy?

Telepraca jest silnie wspierana i oczekuje się, że firmy zmobilizują się w tym kierunku w ciągu przyszłego tygodnia. Rodzice, którzy muszą opiekować się dziećmi poniżej 16 roku życia, a nie są w stanie tego zrobić, mają prawo do zwolnienia lekarskiego z dietami dziennymi od pierwszego dnia.

Czy mogę zrobić zakupy w supermarkecie lub sklepie spożywczym?
Supermarkety i sklepy spożywcze pozostaną otwarte. W najbliższych dniach i tygodniach zapewnione zostaną im dostawy żywności i podstawowych artykułów pierwszej potrzeby, a zasady dotyczące pracy w nocy zostaną złagodzone w szczególności w przypadku sklepów. Nie ma zatem ryzyka reglamentacji i należy unikać nadmiernego zużycia. Obszary kulturowe i stołówki supermarketów zostaną zamknięte.

Mogę iść na zajęcia?
Szkoły, kolegia, szkoły średnie i uniwersytety w kraju zamykają się w poniedziałek, przynajmniej do ferii wiosennych, dotykając ponad 12 milionów uczniów i 2,6 miliona studentów. Należy oferować od trzech do czterech godzin nauczania dziennie - ćwiczenia online, "wirtualną klasę" w formie wideokonferencji. Egzaminy i konkursy rekrutacyjne zostają odroczone.

Wszyscy studenci medycyny, którzy chcą zaoferować swoją

pomoc w zarządzaniu kryzysowym, mogą zgłaszać się do swojej uczelni (np. pomoc do call center 15-go).

Zostanie utworzona służba dyżurna dla poszczególnych departamentów, dla personelu niezbędnego do zarządzania kryzysem zdrowotnym.

Mogę prosić o operację?
Mobilizuje się wszystkie krajowe możliwości szpitali i maksymalną liczbę lekarzy i opiekunów, a konsultacje i "nieistotną" opiekę odkłada się w szpitalach.

Jak należy postępować z Coronavirusem?

- **Nie miałem jeszcze okazji zapoznać się z Covidem-19**: ciągle stosuję gesty i zachowania, które pomagają ograniczyć epidemię. Zostaję w domu i ograniczam swoje ruchy do maksimum (zakupy, benzyna...) i unikam wszelkich zgromadzeń. Stosuję gesty barierowe: regularnie myję ręce, kaszlę i kicham do łokcia, używam jednorazowych chusteczek i natychmiast je wyrzucam, nie witam się z innymi uściskiem dłoni ani przytulaniem, szanuję odległość 1 metra z każdą inną osobą.

- **Jestem rodzicem**: jeśli to możliwe, opiekuję się dziećmi we własnym domu. Ponieważ szkoły są tymczasowo zamknięte, aby powstrzymać rozprzestrzenianie się epidemii, trzymam moje dzieci poniżej 16 roku życia w domu i unikam zostawiania ich z dziadkami, którzy są bardziej narażeni na epidemię. Uproszczona procedura pozwala mi w tym kontekście na skorzystanie z rekompensaty za przestój w pracy.
- **Mam kontakt z potwierdzonym przypadkiem Covid-19 lub żyję z potwierdzonym przypadkiem Covid-19**: izoluję się i kontroluję swoje zdrowie. Zostaję w domu, izoluję się na 2 tygodnie, skrupulatnie szanuję gesty barierowe, monitoruję temperaturę dwa razy dziennie, obserwuję ewentualne objawy (kaszel, trudności z oddychaniem, gorączka) i stosuję telepracę. Jeśli wystąpią objawy, mogę zadzwonić do lekarza, ale nie jadę do jego biura, laboratorium ani na pogotowie ratunkowe.
- **Mam objawy (kaszel, gorączka), które przypominają mi o Covid-19**. Zostaję w domu, unikam kontaktu, w razie potrzeby dzwonię do lekarza i nie idę bezpośrednio do biura, laboratorium lub pogotowia ratunkowego, ani nie dzwonię pod numer

dyżurny w mojej okolicy. Mogę też skorzystać z telekonsultacji. Jeśli objawy nasilą się wraz z trudnościami w oddychaniu i oznakami udławienia, dzwonię na pogotowie ratunkowe.

- **Jestem liberalnym lekarzem**. Swoją działalność organizuję w taki sposób, aby móc przyjmować lub doradzać pacjentom z objawami VIDOC-19, zwłaszcza z narzędziami telemedycznymi. Leczenie ambulatoryjne pacjentów z umiarkowanymi objawami powinno być zorganizowane przez zwykłych lekarzy pacjentów. Pociąga to za sobą, ze strony zainteresowanych pracowników służby zdrowia, organizowanie specjalnych obwodów lub telekonsultacje w celu zarządzania pacjentami.
- **Jestem lokalnym politykiem**. W związku ze służbami państwowymi czuwam nad przestrzeganiem instrukcji zamknięcia wszystkich usług, które nie są niezbędne dla życia publicznego (kina, restauracje, bary...) oraz nad tym, aby zgromadzenia były ograniczone. Regularnie upowszechniam gesty barierowe i zalecenia Ministerstwa Zdrowia.
- **Jestem pracodawcą**. Uogólniam korzystanie z telepracy w mojej firmie i zawieszam wszelkie fizyczne spotkania osób, które nie byłyby niezbędne do

kontynuowania działalności. Informuję wszystkich moich pracowników o dobrych praktykach i zaleceniach dotyczących ochrony ludności.

- **Jestem uczniem**. Moja szkoła jest zamknięta. Codziennie sprawdzam informacje przesłane mi przez moich profesorów. Kontynuuję naukę, korzystając z dostępnych mi cyfrowych narzędzi i wsparcia. Jeśli jestem studentem medycyny i wolontariuszem, zgłaszam swoją dyspozycyjność do mojej uczelni, aby pomóc w zarządzaniu kryzysowym, wspierając zespoły medyczne mobilizowane w obliczu epidemii.
- **Jestem kobietą w ciąży**.
- Według naszej najlepszej wiedzy, nie ma dowodów na to, że moja ciąża naraża mnie szczególnie na działanie koronaawirusa. Stosuję gesty i zachowania, które pomogą ograniczyć epidemię. Zdrowia Publicznego zaleca jednak zastosowanie do kobiet w ciąży, od trzeciego trymestru ciąży, środków zapobiegawczych mających zastosowanie do osób wrażliwych (na przykład: ograniczenie lub nawet zakaz wizyt, przeciwwskazania dotyczące korzystania z transportu publicznego, ograniczenie kontaktu z dziećmi poniżej 10 roku życia).
- **Jestem starszym obywatelem:** Ściśle przestrzegam gestów barierowych

- Narażony na ryzyko poważnych form lub powikłań związanych z VIDOC 19, ograniczam swoje wyjazdy i podróże do ścisłego minimum. Powstrzymuję się od udziału w jakichkolwiek spotkaniach czy zebraniach.
- Ograniczam spotkania z rodziną i przyjaciółmi (zwłaszcza nieletnimi) i preferuję kontakty telefoniczne lub audiowizualne.
- Nie przyjmuję żadnych gości i powstrzymuję się od wszystkich wypadów...
- Jeśli mam słabo tolerowane objawy grypy, kontaktuję się z oddziałem ratunkowym...

Jestem osobą niepełnosprawną: narażoną na ryzyko poważnych form lub powikłań związanych z VIDOC 19, ograniczam swoje wyjazdy i wyjazdy do ścisłego minimum.

- Powstrzymam się od udziału w jakimkolwiek spotkaniu lub zgromadzeniu
- Ograniczam spotkania z rodziną i przyjaciółmi i wolę kontakty telefoniczne lub audiowizualne.
- Ściśle przestrzegam gestów barierowych
- jeśli mieszkam w instytucji dla osób niepełnosprawnych: nie przyjmuję żadnych gości i powstrzymuję się od jakichkolwiek wycieczek,
- Jeśli mam słabo tolerowane objawy grypopodobne, dzwonię na pogotowie.

• **Jestem asystentką w przedszkolu**. Mogę kontynuować działalność zawodową, jeśli pracuję jako osoba prywatna. Dbam o to, aby unikać kontaktu między dziećmi, którymi się opiekuję, a osobami delikatnymi (zwłaszcza starszymi).

Jakie są instrukcje, jeśli mam objawy VIDOC-19 i lekarz prosi mnie o pozostanie w domu?

Jeżeli lekarz zaleci izolację, należy jak najbardziej ograniczyć jego przemieszczanie się, tzn. transport publiczny, miejsce pracy i miejsca publiczne, z wyjątkiem wizyt lekarskich. W tym przypadku pacjenci muszą nosić maskę, wcześniej poinformować personel pielęgniarski o swoim przybyciu i zgłosić swój stan.

W obrębie domu: wskazane jest przebywanie w określonym pomieszczeniu, unikając kontaktu z innymi mieszkańcami domu. Jeśli to możliwe, należy preferować konkretną łazienkę i toaletę.

W przeciwnym razie zaleca się noszenie maski, częste mycie rąk, nie dotykanie zwykłych przedmiotów i codzienne mycie często dotykanych powierzchni (uchwytów itp.). Nie zaleca się przyjmowania wizyt, chyba że jest to konieczne, np. pomoc domowa. Wreszcie, dostawy do domu mogą być realizowane poprzez pozostawienie paczki na lądowisku.

Do władz zgłaszane są tylko potwierdzone przypadki.

Sprawozdanie to zostało sporządzone przez laboratoria i ośrodki referencyjne.

Czy wydarzenia i spotkania są odwoływane?

Wiele krajów zdecydowało się, w wyniku planu zwalczania epidemii i do odwołania, zamknąć wszystkie miejsca, w których przebywa społeczeństwo, a które nie są niezbędne dla życia kraju. Są to restauracje, kawiarnie, kina, dyskoteki. Obejmuje to również wszystkie sklepy, z wyjątkiem niezbędnych firm.

Celem jest unikanie gromadzenia się razem, ograniczanie przyjaznych i rodzinnych spotkań, korzystanie z transportu publicznego tylko w celu dotarcia do pracy i tylko wtedy, gdy fizyczna obecność w pracy jest niezbędna.

Jak chronić się przed koronaawirusem COVID-19?

W obliczu koronaawirusa istnieją proste kroki, które możesz podjąć, aby chronić swoje zdrowie i zdrowie ludzi wokół siebie:

- Regularnie myj ręce
- Kaszel lub kichanie do łokcia lub do chusteczki
- Należy używać jednorazowych chusteczek i utylizować je.
- Pozdrowienia bez uścisków dłoni, unikanie uścisków.

- Unikaj zgromadzeń, ograniczaj podróże i kontakty

Mam objawy (kaszel, gorączka), które każą mi myśleć o Covid-19: zostaję w domu, unikam kontaktu, dzwonię do lekarza przed pójściem do jego biura lub dzwonię pod numer całodobowej opieki w mojej okolicy. Mogę też skorzystać z telekonsultacji.

Jeśli objawy nasilą się wraz z trudnościami w oddychaniu i oznakami udławienia, dzwonię na pogotowie ratunkowe.

Mogę skorzystać z transportu publicznego?

Transport publiczny jest utrzymywany. Niemniej jednak, w celu ograniczenia rozprzestrzeniania się wirusa, wymagane jest ograniczenie podróży do tego, co absolutnie konieczne. Pamiętaj, aby umyć ręce przed i po skorzystaniu z transportu publicznego, a także przez cały dzień.

Jakie są konsekwencje ekonomiczne?

W zależności od czasu trwania i wielkości, Coronavirus COVID-19 będzie miał wpływ rzędu kilku dziesiątych punktu PKB do roku 2020. Skutki gospodarcze tej epidemii dotykają w szczególności :

- niektórych przemysłowych linii produkcyjnych, które doświadczają trudności z zaopatrzeniem.
- wydarzenia, turystyka, hotelarstwo, gastronomia, transport, motoryzacja, luksus i moda.

Czy istnieje ryzyko niedoboru narkotyków?

Na tym etapie nie zgłoszono żadnych problemów z dostępem do leków w związku z epidemią koronaawirusa COVID-19 w Europie i innych miejscach. Niemniej jednak światowy przemysł farmaceutyczny jest w dużym stopniu zależny od działalności produkcyjnej w Azji. Jeśli epidemia miałaby trwać przez długi okres czasu, nie można by wykluczyć wpływu na dostępność niektórych leków.

Czy Coronavirus COVID-19 przetrwa w środowisku zewnętrznym? Czy istnieje ryzyko związane z przedmiotami/pakietami importowanymi z obszarów ryzyka?

Na podstawie dostępnych danych dotyczących przeżycia koronaawirusa, ryzyko zakażenia się koronaawirusem COVID-19 poprzez dotknięcie przedmiotu przywiezionego z zagrożonego obszaru uważane jest za wyjątkowo niskie.

Standardowe środki higieny (mycie rąk, czyszczenie powierzchni) są skuteczne.

Dlatego nie ma żadnych przeciwwskazań do otrzymywania paczek z Chin.

Czy istnieją jakieś specjalne środki dotyczące leków produkowanych w Chinach?

Nie ma żadnych szczególnych ograniczeń w stosowaniu leków z Chin.

Co robi Europa?

Ministrowie zdrowia Unii Europejskiej i Komisja Europejska regularnie wymieniają poglądy na temat sytuacji dotyczącej epidemii koronaawirusa COVID-19 i koordynują działania podejmowane w zakresie ograniczania rozprzestrzeniania się lub organizacji systemu opieki zdrowotnej.
Członkowie Unii Europejskiej koordynują organizację swoich potrzeb w zakresie wyrobów medycznych, na przykład poprzez wspólne rynki. Rozpoczęto również nowe projekty badawcze, a także powołano europejską radę naukową.

Co to jest USPPI?

Komitet ds. Sytuacji Nadzwyczajnych zwołany przez Dyrektora Generalnego WHO w dniu 30 stycznia uznał epidemię koronaawirusa COVID-19 za zagrożenie zdrowia publicznego o zasięgu międzynarodowym (USPPI).
Deklaracja USPPI jest miarą uznania potencjalnego ryzyka krajowego i regionalnego oraz potrzeby zintensyfikowanych i skoordynowanych działań w zakresie zarządzania nim.
Dla twojego kraju to oznacza:

- Zaalarmowanie systemu opieki zdrowotnej (Regionalne Agencje Zdrowia, Narodowe Agencje Bezpieczeństwa Zdrowotnego, instytucje opieki zdrowotnej, pracownicy służby zdrowia) i szybkie rozpowszechnienie wszystkich informacji niezbędnych do zapewnienia optymalnej opieki nad pacjentem.
- Wzmocnienie informacji i podnoszenia świadomości społecznej w celu zapewnienia zaangażowania i pełnego uczestnictwa ludności w strategii reagowania.
- Wzmocnienie ogólnokrajowych badań przesiewowych w celu zapewnienia, że żaden kontakt nie zostanie pominięty oraz poprawa jakości badań przesiewowych poprzez lepszą wymianę informacji z zespołami nadzoru.
- Wzmocnienie nadzoru w celu skrócenia czasu między wykryciem i postępowaniem z pacjentami a ich odizolowaniem. Szybkie wdrożenie strategii szczepień, które mogą ograniczyć rozprzestrzenianie się choroby.
- Dalsza współpraca i poprawa koordynacji z Organizacją Narodów Zjednoczonych i jej partnerami, stworzenie warunków sprzyjających działaniom w zakresie zdrowia publicznego, w celu przyspieszenia wysiłków na rzecz zwalczania chorób.

Jak długo potrwają działania podjęte w celu zwalczania Coronavirus VOC-19?

Środki podjęte w celu ograniczenia rozprzestrzeniania się wirusa mają charakter tymczasowy. Rządy są gotowe dostosowywać je w miarę rozwoju sytuacji.

Czy istnieje środek 4?

Tak, to jest etap stopniowego powrotu do normy.

Aby to osiągnąć, organizacje reagują na cztery główne cele w obliczu sytuacji kryzysowej:

- Mobilizacja służby zdrowia w odpowiedzi na sytuację kryzysową ;
- Mobilizowanie pracowników służby zdrowia ;
- Mobilizowanie zasobów materialnych i logistycznych zakładu
- Dostosować działalność medyczną zakładu.

instytucje zdrowotne i medyczno-społeczne uruchomią swój wewnętrzny plan mobilizacji, który odpowiada początkowi ich planu dla szpitali i klinik oraz innych instytucji medyczno-społecznych.

Ponadto podejmowane są wyjątkowe środki, aby móc przyjmować i opiekować się pacjentami, którzy tego potrzebują: mobilizacja wszystkich podmiotów świadczących opiekę, wycofanie się z rezerwatu zdrowotnego, ale także studentów i młodych emerytów.

Jakie czynności są zaprogramowane w szpitalach?

Zdecydowano o odłożeniu w czasie opieki szpitalnej (publicznej i prywatnej) nieistotnych i niepilnych operacji, interwencji i konsultacji, które nie są pilne i których odroczenie nie powoduje utraty możliwości przez pacjentów.

Jakie ustalenia zostały wprowadzone w życie przez władze?

Osoby starsze stanowią delikatną i wrażliwą grupę osób, które są narażone na kontakt z wirusem.
Środki ochronne, które wszyscy powinni wprowadzić w celu ochrony mieszkańców i ograniczenia zanieczyszczeń, są następujące:

- Wzmocnienie gestów barierowych (regularne mycie rąk) w celu spowolnienia rozwoju epidemii.

- Masowa redukcja wizyt: dzieci poniżej 15 roku życia, bliskie lub zewnętrzne z objawami lub chorobą.

Do zmiany nawyków w tych strukturach mobilizowani są również specjaliści z organizacji zdrowotnych.

To obejmuje następujące elementy:

- Ograniczenie zajęć grupowych i wyjazdów oraz unikanie kontaktu z osobami chorymi w placówce.
- Bardzo szybkie wykrycie każdego podejrzanego przypadku i odizolowanie osoby oczekującej na potwierdzenie.

. Dyrektor może zadecydować o wyjątkach w wyjątkowych sytuacjach. Ograniczenia te muszą trwać tak długo, jak będzie tego wymagała sytuacja zdrowotna, i będą im towarzyszyć środki ułatwiające sytuację osób starszych i ich rodzin (na przykład wprowadzenie wideokonferencji).

Zachowanie w zakładach opieki zdrowotnej?

W placówkach opieki zdrowotnej wizyty u pacjentów powinny być ograniczone do jednej osoby, wizyty nieletnich powinny być zakazane, a także, oczywiście, wizyty każdej chorej osoby, w tym na oddziałach położniczych.

Jakie ustalenia obowiązują w zakładach karnych?

Wszystkie środki bezpieczeństwa i higieny zalecane przez Ministerstwo Solidarności i Zdrowia w celu ograniczenia rozprzestrzeniania się COVID-19 są wdrażane w ramach instytucji w celu ochrony więźniów, personelu więziennego i odwiedzających.
W celu zapobieżenia przedostaniu się wirusa do zakładu oraz w celu ochrony osób przebywających w zakładzie, odwiedzający nie mają prawa wstępu na teren zakładu i są proszeni o zgłoszenie się do pracowników, jeśli :

- mieli kontakt z kimś zainfekowanym koronaawirusem,
- podróżowali do jednego z obszarów geograficznych narażonych na działanie koronaawirusa.

Jeśli odwiedzający nie jest zaniepokojony tymi sytuacjami: po przybyciu do zakładu karnego wdrażane są wszystkie środki bezpieczeństwa i higieny zalecane przez Ministerstwo Solidarności i Zdrowia.

Mogę zrobić własną maskę ochronną?

Fałsz - W Internecie jest wiele artykułów i filmów wyjaśniających, jak zrobić własną maskę na twarz, zwykle przy użyciu papierowych ręczników. Argumenty te są atrakcyjne, ponieważ są ekonomiczne i zazwyczaj mamy je wszystkie w domu. Jest to uspokajające, gdy cena masek gwałtownie rośnie w Internecie i apteki są wyczerpane maski.

Nie pomoże to jednak w ochronie przed koronaawirusem ani żadnym innym wirusem. Uważajcie więc na fałszywe informacje krążące w sieci.

Ponadto przypomina się, że noszenie maski jest zalecane tylko dla osób zakażonych wirusem w celu powstrzymania jego rozprzestrzeniania się.
Dokumenty informacyjne są rozprowadzane wśród osób zatrzymanych w celu poinformowania ich o sytuacji zdrowotnej i instrukcjach higieny, których należy przestrzegać.

FSC
www.fsc.org
MIX
Papier | Fördert gute Waldnutzung
FSC® C083411

Kolibri 360 GmbH
Ferdinand-Jühlke-Straße 7
99095 Erfurt, Deutschland
produktsicherheit@kolibri360.de

Druck:
CPI Druckdienstleistungen GmbH
im Auftrag der
Kolibri 360 GmbH
Ferdinand-Jühlke-Str. 7
99095 Erfurt